www.ingramcontent.com/pod-product-compliance
Lightning Source LLC
Chambersburg PA
CBHW030720220526
45463CB00005B/2123
* 9 7 8 1 7 0 1 3 4 9 3 8 4 *